Dieta Paleo

Nutrição Paleolítica

- Saúde da Natureza

Susan Margret Wimmer

FSC
www.fsc.org
MIXTO
Papel procedente de fuentes responsables
Paper from responsible sources
FSC® C105338

Impresión y editorial: BoD – Books on Demand
info@bod.com.es - www.bod.com.es
Impreso en Alemania – Printed in Germany

ISBN: 978-8-4137-3351-7

Introdução

Ao utilizar este livro, você aceita este aviso legal na íntegra.

Nenhum conselho

O livro contém informações. As informações não são conselhos e não devem ser tratadas como tal.

Se julga estar a sofrer de alguma condição médica, você deve procurar assistência médica imediata. Você nunca deve adiar a procura de aconselhamento médico, desconsiderar o aconselhamento médico ou descontinuar tratamentos médicos baseado na informação do livro.

Sem representações ou garantias

Na extensão máxima permitida pela lei aplicável e sujeita à secção abaixo, nós excluímos todas as representações, garantias e compromissos relacionados com o livro.

Sem prejuízo da generalidade do parágrafo anterior, nós não representamos, realizamos ou garantimos:

- que a informação no livro é correta, precisa, completa e não enganosa;
- que o uso da orientação no livro irá levar a qualquer determinado desfecho ou resultado.

Limitações e exclusões de responsabilidade

As limitações e exclusões de responsabilidade estabelecidas nessa secção e noutras partes deste aviso: estão sujeitas à secção 6 abaixo; e governam todas as responsabilidades decorrentes do aviso ou em relação ao livro, incluindo responsabilidades decorrentes de contrato, por ato ilícito (incluindo negligência) e por violação do dever estatutário.

Nós não seremos responsáveis perante você em relação a quaisquer perdas decorrentes de qualquer evento ou eventos além do nosso controle razoável.

Nós não seremos responsáveis perante você em relação a quaisquer perdas comerciais, incluindo, sem limitação, perda de ou danos nos lucros, rendimentos, receitas, uso, produção, poupanças antecipadas, negócios, contratos, oportunidades comerciais e património de marca.

Nós não seremos responsáveis perante você em relação a qualquer perda ou corrupção de quaisquer dados, bases de dados ou software.

Nós não seremos responsáveis perante você em relação a quaisquer danos ou perdas consequentes, indiretas ou especiais.

Exceções

Nada neste aviso deve: limitar ou excluir a nossa responsabilidade pela morte ou danos pessoais resultantes de negligência; limitar ou excluir a nossa responsabilidade por fraude ou representação fraudulenta; limitar qualquer uma das nossas responsabilidades de uma forma que não é permitida ao abrigo da lei aplicável; ou excluir qualquer uma das nossas responsabilidades que não podem ser excluídas ao abrigo da lei aplicável.

Divisibilidade

Se uma secção deste aviso for determinada por qualquer tribunal ou outra autoridade competente como sendo ilegal e/ou inaplicável, as outras secções deste aviso continuam em vigor.

Se qualquer secção ilegal e/ou inaplicável for legal ou aplicável se uma parte for eliminada, essa parte será considerada para eliminação e a restante secção irá continuar em vigor.

Lei e jurisdição

Este aviso será regido e interpretado em concordância com as leis suíças e quaisquer disputas relacionadas com este aviso estarão sujeitas à jurisdição exclusiva dos tribunais da Suíça.

Introdução

Este livro é sobre a dieta Paleo, um método dietético que foi usado há cerca de milhares de anos. Agora, essa dieta é reconhecida como a mais saudável de todas. As informações neste livro se focam em promover essa dieta – Paleo, e também em fornecer toda a informação necessária aos leitores que ainda estão considerando começar, ou não, a dieta Paleo.

Este livro vai ajudar até os amantes da Paleo a descobrir as bases científicas por trás daquilo que já estão fazendo. Espero que este livro seja uma grande fonte para você saber tudo o que ainda não sabe sobre a dieta Paleo, e as receitas Paleo serão definitivamente um excelente começo para os novatos!

Boa Dieta Paleo!

O que é a Dieta Paleo?

Dieta Paleo – parece familiar? Sim, porque é. Essa dieta especial tem sido um dos principais tópicos que muitos nutricionistas e amantes da saúde abordaram nos últimos anos. No entanto, posso ter certeza de que ela não mais se limita às palavras, e muitas pessoas no mundo todo começaram essa dieta e seguem incetivando os outros também. Agora, o que é a Dieta Paleo?

A dieta paleo é uma das dietas naturais mais saudáveis, que te ajuda a se manter saudável, forte e enérgico. Esta é a única abordagem nutricional que vai garantidamente funcionar com a sua genética, para mantê-lo magro e reduzir as gorduras extras. Pesquisas modernas provaram que a nossa dieta moderna é cheia de alimentos refinados, açúcares, alimentos processados e gorduras trans, e que esses constituintes alimentares tem sido culpados por causar muitos problemas, como doenças cardíacas, diabetes, derrames, infertilidade, doenças do fígado, depressão, câncer, obesidade, mal de Alzheimer e muitas outras.

Quando as pessoas de repente verificam a lista de alimentos permitidos em uma dieta Paleo, elas demonstram uma pequena hesitação, somente porque para elas é uma novidade, e não fazem ideia de como os pratos Paleo podem ser deliciosos. Minha resposta simples para essas pessoas é – e churrasco? Vocês odeiam também?

É claro que você não terá sorvetes, biscoitos, bolos, hambúrgueres e batatas fritas. Mas você terá muito mais alimentos saudáveis, que são deliciosos se você souber cozinhá-los direito. A dieta Paleo é uma dieta baseada nos alimentos que os cientistas acreditam que os humanos do período Paleolítico provavelmente comiam. Os alimentos que estão inclusos nesta dieta contém alimentos naturais, como vegetais frescos, frutas, verduras, nozes, carne, peixes, etc. Mas essa dieta exclui produtos lácteos e leite, uma vez que esses foram introduzidos em nossa dieta muito mais tarde. Eliminar todos os tipos de alimentos processados, refinados e outros aditivos alimentares faz desta uma dieta saudável e mais amigável ao sistema digestório dos seres humanos.

Você sabe alguma coisa sobre o período Paleolítico? Essa foi uma época que durou cerca de 2.5 milhões de anos, e de acordo com provas históricas, acabou há cerca de 10.000 anos. Quando acabou, houve um enorme aumento na área da agricultura. De qualquer forma, é tão incrível que as pessoas que viveram há 10,000 anos tenham feitos escolhas sábias em suas dietas e nós, vivendo no século XXI – o mundo muito mais desenvolvido e moderno – continuamos adicionando escolhas alimentares rápidas, fáceis e no entanto, muito pouco saudáveis à nossa dieta diária. Tenho quase certeza de que deveríamos pensar direito da próxima vez que preparamos nossa refeição.

A Paleo diz não aos grãos e legumonosas também. É porque muitos cientistas acreditam que eles não eram usados pelos seres vivos do Paleolítco. Esta tem sido uma das controvérsias, já que alguns acreditam que há provas mostrando o uso de grãos e leguminosas no período Paleolítico. De qualquer forma, a dieta Paleo moderna, diz um claro não para leguminosas e os grãos também.

Bases Médicas

Uma vez que tenha lido como a dieta Paleo ajuda as funções de seu corpo, você com certeza vai perceber que ela é a melhor dieta do mundo.

Embora muitas pessoas acreditem que os corpos humanos são as melhores máquinas e que qualquer coisa que colocarem dentro deles será bem metabolizada, essa ideia é completamente errada. Muitas pessoas vivem a vida toda sem saber que seus corpos sofrem, apenas porque forçam a eles um monte de porcaria.

A síndrome metabólica é um dos principais resultados de todas as coisas não-metabolizáveis que colocamos em nosso sistema. A porcentagem de pessoas com síndromes metabólicas continua aumentando a cada dia, e você ainda acha que come direito?

Você não precisa acreditar nas palavras de outra pessoa, mas, eu prefiro que você mesmo veja as mudanças. Para ver e sentir as mudanças saudáveis em seu corpo, você precisa seguir a Dieta Paleo por no mínimo um mês. Essa dieta pode literalmente mudar sua vida.

Agora, vamos ver como a dieta Paleo ajuda o corpo humano a permanecer saudável;

- A dieta Paleo gera células saudáveis

A dieta Paleo tem um bom equilíbrio entre as gorduras ruins e boas, e também tem uma enorme quantidade de ômega 3. Não é um segredo que nossas células são feitas com uma grande quantidade de gorduras, que formam suas principais estruturas. Manter o equilíbrio correto entre gorduras saturadas e insaturadas ajuda as células a manter seu equilíbrio estrutural e funcional também.

Além disso, o Ômega 3 é um componente central da redução de gorduras ruins. Os suplementos de Ômega 3 são atualmente amplamente recomendados, pois ajudam a reduzir gorduras ruins, prevenindo as doenças cardíacas e inflamatórias das articulações.

- Cérebro Saudável

Os peixes na dieta Paleo contém Ômega 3 em grandes quantidades. O Ômega 3 é muito importante no desenvolvimeno do cérebro e suas funções. É por isso que a dieta Paleo é recomendada até mesmo para adolescentes em crescimento e jovens adultos também.

- Menos gorduras e mais músculos

Uma pessoa pode aumentar seu peso através do aumento de massa muscular ou através do aumento do peso de gordura. Mas, a segunda opção não é uma escolha sábia, e também faz o corpo sair de forma, enquanto fica doente e insalubre.

Em uma dieta Paleo, as pessoas aumentam seu peso muscular conforme os músculos aumentam, devido às quantidades adequadas de proteína na dieta. Ao mesmo tempo, as gorduras são reduzidas, já que há menos gorduras e açúcares.

Mais músculos e menos gorduras – o que você mais deseja para ter o corpo mais bonito e com boa saúde.

- Melhor saúde intestinal

Açúcares, gorduras e alimentos processados podem resultar em inflamações do intestino, e quando esse tipo de alimento é combinado com o estresse do seu corpo, pode mudar totalmente o metabolismo. Os componentes químicos, chamados de citocinas inflamatórias, que são processadas dentro do intestino, podem promover disfunções metabólicas, que deixam o corpo humano doente.

- Explosão de vitaminas e minerais

Dietas Paleo contém uma grande quantidade de frutas e vegetais, e todos sabemos que esses são as fontes principais de muitas vitaminas e minerais. Essas vitaminas e minerais são essenciais para a atividade metabólica saudável no corpo humano. Adicioná-los em quantidade suficiente à dieta ajuda o corpo a permanecer saudável, jovem e em forma.

Essas vitaminas aumentam a imunidade e assim, previnem que você pegue infecções. Elas mantém a pele, unhas e cabelos do corpo saudáveis, além dos ossos e dentes.

Eu prefiro tomar essas vitaminas e minerais em fontes naturais, através da dieta, ao invés conseguí-las em suplementação.

- Antioxidantes!

Você é um caçador de antioxidantes? Então aqui está a melhor dieta. Ao invés de correr atrás de todo tipo de suplemento antioxidante, é melhor que você os consiga de maneira natural.

Antioxidantes são responsáveis por manter o corpo jovem e saudável, e também por impedir que as células sofram danos metabólicos por radicais livres. É quase como um processo de desintoxicação. Quanto mais antioxidantes, mais você se salva!

- Limita a frutose

A dieta Paleo reconhece que o corpo humano digere a frutose de maneira diferente em relação aos outros carboidratos. Por isso, a dieta Paleo sugere limitar e escolher estrategicamente as frutas perfeitas para isso!

Pule a banana e coma um kiwi em seu lugar!

- Melhor digestão e melhor absorção

Os vegetais e frutas, assim como carnes e peixes, são melhor digeridos e melhor absorvidos que todos aqueles alimentos processados e cheios de aditivos alimentares. É por isso que o risco de ter doenças intestinais é reduzido na dieta Paleo, em um grande número de dobras.

- Menos alergias

Os produtos lácteos, grãos e alimentos processados tem um maior índice de causar alergias entre muitas pessoas. A dieta Paleo proíbe esses alimentos alergênicos, e assim, podemos assegurar que a incidência de reações alérgicas é menor em uma dieta Paleo.

- Aumenta a sensibilidade à insulina

Quando você alimenta seu corpo constantemente com alimentos açucarados, seu corpo se dessensibiliza para eles, porque não quer ou precisa mais. Seu corpo só precisa de uma certa quantidade de energia, e quando a consegue, as células rejeitam o combustível e armazenam tudo como gordura. Se isso acontece por muito tempo, você desenvolve insensibilidade à insulina, o que significa que seu corpo será incapaz de reconhecer quando as células estão cheias ou não.

Até o consumo em curto prazo de dietas paleolíticas melhora a tolerância a glicose e BP, diminui a secreção de insulina, aumenta a sensibilidade à insulina e melhora perfis lipídicos sem a perda de peso em humanos sedentários saudáveis.

Descobertas Científicas

Por mais que estejamos preocupados com a dieta Paleo, os cientistas também estão curiosos, e queriam descobrir a verdade escondida. Aqui estão alguns destaques das pesquisas mais recentes:

1. O estudo, publicado no Jornal Europeu de Nutrição Clínica, diz que a dieta Paleo pode ajudar a eliminar gordura abdominal, e de fato leva à redução de níveis de triglicerídeos após 6-12 meses. O estudo foi conduzido em 70 mulheres acima do peso. Mas também houve um problema pois algumas pessoas não seguiram o plano consistentemente e por isso, a efetividade da pesquisa caiu mais tarde.
2. Outro estudo, conduzido em 10 mulheres saudáveis, mostrou um efeito positivo

sobre a saúde. Essas mulheres comeram de acordo com a dieta Paleo por 5 semanas, não se limitando em relação à quantidade de alimento e conteúdo calórico. Qual foi o resultado? As mulheres em média consumiram menos calorias do que o normal; elas perderam peso, normalizaram a pressão arterial diastólica e sistólica. Apresentaram nível reduzido de glicose em jejum, e os níveis de colesterol e triglicérides também diminuiu.

3. Outro estudo examina o efeito de 10 dias da dieta Paleo na saúde humana. Embora os objetos de estudo tenham perdido peso ou não, os pesquisadores concluíram que até mesmo o uso em curto prazo da dieta Paleo melhora a pressão arterial e a tolerância à glicose, reduz a insulina e melhora o perfil lipídico.
4. Um estudo anterior examinou a relação entre o Mediterrâneo e a dieta Paleo e a

tolerância à glicose. A intolerância à glicose, que aumenta o risco de doenças cardíacas, foi melhor suprimida durante a dieta Paleo. As pessoas que aderiram à dieta Paleo também foram capazes de perder mais peso.

5. Em 2009, um resultado semelhante foi mostrado em ensaios clínicos randomizados. 13 cientistas diabéticos seguiram uma dieta Paleo que consistia em carne, peixe, frutas, vegetais, ovos e nozes, por três meses. Os resultados foram semelhantes aos dos estudos anteriores, os pesquisadores notaram que a dieta Paleo permite melhor controle dos níveis de açúcar no sangue, e de reduz um pouco o risco de doenças cardiovasculares em diabéticos tipo 2.

A ciência nunca mente. Essas pesquisas têm uma coisa em comum, que é que a Dieta Paleo tem efeitos positivos sobre o nosso corpo. Ao resumir esses estudos, fica claro para todos que a dieta Paleo pode ser uma das escolhas mais saudáveis. Ela não apenas te mantém saudável, mas também o impede de contrair muitas doenças perigosas. Também ajuda a perder peso, já que nos mantém saudáveis, fortes e em forma!

Como Começar uma Dieta Paleo

Começar pode não ser tão fácil quanto você pensa. De repente, se acostumar a hábitos alimentares completamente novos pode te fazer sentir sob pressão, às vezes. Mas isso é apenas porque você não está focado nos incríveis resultados, e também porque não começou direito.

Para ter uma boa continuação e experimentar um estilo de vida saudável, é importante que você comece o estilo de dieta paleolítico da maneira correta. Aqui está um guia passo-a-passo para enfrentar a transição:

1. Elimine os alimentos que irritam o intestino

Parar com todos os alimentos restritos de uma só vez pode não ser praticamente possível para todo mundo. Assim, fazer isso de uma maneira passo-a-passo vai te ajudar a se acostumar com toda essa mudança. Comece focando no glúten, primeiramente. Retire de sua dieta todos os alimentos que contém glúten; por exemplo, trigo, aveia, cevada e até os ingredientes com glúten escondido, como o malte. Mas, isso não significa que você pode comer alimentos não-Paleo, como pães sem glúten, arroz, etc.

Então, comece a lentamente remover todas as leguminosas e alimentos processados. Em seguida, siga para os produtos lácteos; começando com o leite, abandone todos os tipos de manteigas, cremes, ghee, etc.

2. Comece a cozinhar em casa

Essa dieta exige muito mais atenção do que você precisa quando só come porcaria. É importante que você cozinhe todos os seus alimentos em casa, já que é muito difícil encontrar alimentos Paleo na rua.

Separe um tempo para cozinhar e comer, enquanto experimenta essas receitas fáceis Paleo por uma semana. Estou certo de que você vai se surpreender em saber quão saborosa a dieta Paleo pode ser.

Se você está tendo problemas com o tempo, tente encontrar um plano alimentar Paleo fácil, que se encaixe em seus horários.

3. Se acostume às proteínas

As dietas Paleo contém uma grande quantidade de proteínas, e você que come carboidratos e gorduras mais do que tudo, precisa se acostumar a provar as proteínas em todas as refeições. Na verdade, muitas pessoas adoram essa mudança durante a transição para a Paleo. Carne grelhada ou peixe assado são tudo o que você precisa para satisfazer seu paladar!

4. Hora de pensar nos carboidratos

   Uma dieta Paleo é livre de produtos lácteos, mas não é livre de carboidratos ou baixa em carboidratos. É você quem deve se focar em manter os amidos em pouca quantidade. Algumas pessoas podem adicionar um monte de vegetais ricos em amido em suas dietas Paleo. Mas, se você também está focado em perder peso enquando entra na dieta, adicione frutas e vegetais com pouco carboidrato à sua dieta.

5. Asgorduras!
   Comece usando banha, gorduras, gordura de bacon (preferencialmente de pasto), e óleo de coco como suas principais gorduras para cozinhar. Use o óleo de azeite, óleo de semente de uva e óleo de macadâmia como gorduras frias (como em molhos de

salada). Além disso, comece a pensar sobre sua ingestão de ômega 3 e ômega 6. Para isso, adicione o suficiente de peixes grandes marinhos à sua dieta, ou tome alguns suplementos simples. Eu prefiro a primeira opção.

6. A qualidade do alimento é importante

Agora que você é Paleo, pense no frescor, qualidade e valor nutricional de toda e cada coisa que você compra. Fazer isso direito e em alta qualidade te ajuda a obter melhores resultados.

7. Limpe sua despensa

Agora é a hora de tirar de sua cada todos os alimentos desnecessários .As manteigas, biscoitos, lanches, chocolates e etc. devem estar fora da sua casa. Isso te deixará menos tentado e distraído. Como já foi dito, se acostumar a essa nova vida leva tempo e esforço, e agora que você deixou a sua cozinha Paleolítica, é hora de mudar o restante de sua casa também.

Algumas pessoas dizem que colocar uma imagem da dieta Paleo em sua sala de jantar as encoraja a permanecer Paleo.

8. Encontre apoio

   Uma das coisas mas difíceis em mudar para uma dieta Paleo pode ser a falta de compreensão dos amigos e familiares. Para lidar com isso, encontre alguns blogs para ler, e fóruns onde você pode postar perguntas. Veja se algum de seus amigos / conhecidos têm dietas restritas. Sentir-se parte da comunidade Paleo vai te ajudar a encontrar maneiras de lidar com perguntas e julgamentos desinformados das pessoas ao seu redor. Toda boa mudança sofre críticas, afinal!!

Diretrizes da Dieta Paleo

1. Uma dieta Paleo deve ter muita proteína animal, uma quantidade moderada de gorduras boas e poucos carboidratos. Na verdade, a contagem de calorias não é recomendada nessa dieta, nem o controle de porções.

2. Coma uma quantidade generosa de gorduras saturadas, como óleo de coco, manteiga e ghee. Banha, gordura de pato e sebo sao boas opções para cozinhar, enquanto o óleo de azeite, de abacate, óleo de macadâmia e de semente de uva são melhores opções para molhos de saladas.

3. Coma muitas proteínas animais como carne vermelha, aves, porco e também peixes e frutos do mar. Além disso,

aprenda a cozinhar ossos na forma de caldos e molhos.

4. Coma a mesma quantidade de vegetais e frutas frescos ou congelados. Melhor servir cozidos ou crús.

5. Coma uma quantidade moderada de frutas e nozes. Tente comer frutas com pouco açúcar e bastante vitaminas e antioxidantes, como frutinhas. Nozes, como amêndoas, macadamia, são melhores opções para atingir as necessidades diárias de ômega 3 e 6.

6. De preferência, escolha carne de produtores locais com gado criado a pasto e grama, em fazendas ecologicamente conscientes. Se não for possível, escolha cortes magros de carne.

7. Elimine os cereais, grãos e leguminosas de sua dieta. Isso inclui trigo, cevada, centeio, aveia, soja, arroz integral, amendoins, feijões, etc.

8. Elimine todos os óleos vegetais que são parcial ou totalmente hidrogenados. Por exemplo, pode ser o óleo de girasol, de cártamo, margarina, óleo de soja, óleo de canola, óleo de milho e de amendoim.

9. Elimine todos os açúcares adicionados, começando com os refinados em todos os doces, sucos, bebidas e lanches.

10. Nenhum produto lácteo deve ser adicionado à dieta Paleo, que é livre de laticínios. Os homens paleolíticos nunca souberam como criar animais ou ordenhá-los.

11. Coma quando sentir fome, e não se preocupe se perder uma refeição ou duas. Você não precisa comer três refeições ao dia, faça o que parecer mais natural.

12. Considere tomar suplementos de Vitamina D e probióticos. Os níveis de magnésio, iodo e vitamina K2 também devem ser otimizados. O iodo pode ser obtido em algas e sais marinhos.

13. Não exagere no exercício. Mantenha suas sessões de treino em um tempo adequado, pois praticar exercícios demais não te levará a lugar algum. Deixe as proteínas da dieta Paleo te ajudarem enquanto o corpo lentamente usa as gorduras armazenadas durante os exercícios.

14. Experimente novas receitas Paleo para encorajar suas habilidades culinárias, assim como seu paladar.

15. Brinque no sol, se divirta, seja ativo, ria, relaxe, viaje, descubra e nunca hesite em aproveitar a vida.

Sem Grãos! Por quê?

Agora você sabe que grãos e leguminosas não são permitidos na dieta Paleo, assim como os laticínios. Não é apenas porque os homens do período paleolítico não os comiam, também há outro segredo por trás disso, que nós e talvez até mesmo os homens do paleolítico não sabiam.

A dieta Paleo foca muito em evitar alimentos que irritam o intestino, e em manter as quantidades de ômega 3 e 6 bem equilibradas ao mesmo tempo. Grãos e leguminosas parecem ter um efeito negativo em ambos os aspectos.

A razão normal entre o ômega 3 e o ômega 6 deveria ser 1:1 ou 1:2. Os grãos e leguminosas são ricos em ácido linoléico - uma ácido graxo ômega 6, que em grandes quantidades pode causar muitas doenças no organismo. Os ácidos graxos ômega 6, em grandes quantidades, contribuem para os mecânismo inflamatórios do corpo e assim, podem resultar em muitas doenças modernas. Esse tipo de gorduras está presente nos óleos vegetais modernos, que são parcial ou totalmente hidrogenados; como exemplos, podemos citar os óleos de girassol, cártamo, margarinas, óleo de soja, óleo de canola, óleo de milho e de amendoim. Os óleos de grãos e leguminosas foram introduzidos apenas depois da invenção da extração mecânica. Portanto, esses ácidos graxos não vêm apenas por comer grãos e legumes, mas também ao consumir seus óleos. É por isso que a dieta Paleo diz não a esses óleos vegetais, feitos de grãos e leguminosas.

Outro jeito para o ômega 3: o equilíbrio de ômega 6 vai se romper se consumirmos carne da animais que são alimentados apenas com grãos. A carne desses animais contém uma proporção de cerca de 1:10. Não é suficiente apenas evitar os grãos em sua dieta; você precisa ser cuidadoso sobre aquilo que come e que se alimenta de grãos também. No mundo moderno, comeríamos aves e carnes que não têm um equilíbrio adequado entre esses ácidos graxos, e é por isso que as diretrizes Paleo dizem que você precisa encontrar carne de animais criados a pasto e grama.

Grãos têm altas concentrações de dois tipos de lectinas, que são chamadas de prolaminas e aglutininas. Essas lectinas são proteínas que fornecem a proteção natural da planta contra os predadores e pestes. Elas agem da mesma maneira no corpo humano. Por isso, são uma grande preocupação para a saúde humana.

Essas lectinas podem danificar as células, revestindo a parede do intestino ou causando a abertura de espaços entre as células intestinais. Esses espaços são como buracos e, através deles, as substância vazam para o fluxo sanguíneo. Esses vazamentos podem deixar algumas químicas dos alimentos se misturarem ao sangue, e assim induzir a inflamação de tecidos e células.

Entre todas as lecitinas, a mais perigosa é o glúten, e é sabido que são necessários seis meses para que o intestino se recupere a uma única exposição ao glúten.

Lectinas também agem como anti-nutrientes, prevenindo a absorção de muitas vitaminas e minerais no intestino.

Acima de tudo, os grãos são alimentos altamente ácidos no nível dos rins. A dieta paleolítica também se preocupa com o equilíbrio ácido-base. Mas quando os grãos estão presentes na dieta, é realmente impossível neutralizar usando alimentos alcalinos, e essa alta acidez vai afetar os rins, fígado e pâncreas. Por isso, você não acha que os grãos e leguminosas são uma má escolha para uma dieta saudável?

Paleo para Crianças

Muitas pessoas perguntam se a nutrição paleolítica é adequada para crianças, e a resposta é - sim, é claro. As crianças podem, inclusive, se beneficiar mais do que os adultos. Além disso, é ainda mais fácil fazer a diferença se você começar a dieta Paleo cedo na infância. Essa é a idade em que as crianças desenvolvem seus hábitos alimentares, e dar à elas alimentos Paleo nessa idade vai ajudá-las a manter os hábitos alimentares Paleolíticos com muita facilidade.

É um fato conhecido que a necessidade de nutrição é maior em crianças do que em pessoas normais. Isso porque elas estão crescendo, e crescendo mais rápido. Para um crescimento saudável e ideal, é importante que essas crianças recebam todos os tipos de componentes nutricionais nas quantidades adequadas. A necessidade de ômega 3 é realmente alta nas crianças, já que o desenvolvimento do cérebro das crianças é alto nessa idade. Além disso, os vegetais e frutas coloridos são excelentes fontes de vitaminas e minerais para as crianças em crescimento. É bastante claro que a dieta Paleo é uma dieta mais densa nutricionalmente do que qualquer outra.

Além disso, os intestinos das crianças não estão completamente desenvolvidos, e as proteínas tipo lectinas podem danificar o revestimento intestinal com mais facilidade do que em um adulto.

Se você acabou de ter um filho, e está pensando em mudar para a Paleo, este é definitivamente o momento perfeito. Abacate, banana, batata doce, abóbora, maçã e gema de ovo são excelentes opções como primeiro alimento. Se você der comida Paleo desde o início, será fácil criar a criança com hábitos alimentares Paleolíticos. Mas, se você tem um filho mais velho e vai fazer essa mudança, passará por algumas dificuldades. Muitas crianças são exigentes e desejam todas as porcarias. Mas lembre-se, qualquer melhora na nutrição de seu filho já vale toda a frustração, então continue tentando.

Tudo bem se seu filho não for completamente Paleo. Uma criança precisa de uma alta quantidade de carboidratos, já que são muito ativas. Mas, lembre-se sempre de suprir essa necessidade de energia com carboidratos e gorduras naturais. De qualquer forma, os açúcares refinados, alimentos processados e outros doces devem ser eliminados da dieta. Além disso, haverá circunstâncias em que você terá que ir para fora do trato; especialmente quando seu filho tiver festas de aniversário e outras celebrações. Portanto, não vamos fazer um grande alarde por essas guloseimas ocasionais, mas também nos esforçar para ter uma variedade saudável e saborosa de alimentos Paleolíticos em casa.

Mas e os laticínios? Esse é o truque aqui. É bem sabido que as proteínas do leite e o cálcio são necessárias para o desenvolvimento de crianças até, no mínimo, os cinco anos. Na era paleolítica, isso era suprido amamentando as crianças até a idade adequada. Mas novas pesquisas mostram que a qualidade do leite materno é reduzida 9 meses após o nascimento, e por isso, é importante dar às crianças o leite. Esta adição de produtos lácteos à uma refeição Paleo é conhecida como lacto-Paleo, ou dieta primal.

Para evitar as químicas em produtos lácteos comerciais do mercado, tente usar os produtos lácteos cultivados como o iogurte, coalhada, kefir. É ainda melhor se você puder encontrar leite fresco de vacas alimentadas com capim dos agricultores locais. O leite e laticínios de cabra também são uma boa escolha, porque tendem a ser menos problemáticos, e são bastante fáceis de achar hoje em dia.

Mas lembre-se, o leite de soja não é um substituto adequado para o leite de vaca, mesmo para as crianças. Leguminosas são rigorosamente evitadas na dieta Paleo, e a adição de leite e laticínios nas dietas lacto-Paleo devem ser apenas de origem animal.

Agora que você sabe como otimizar a dieta Paleo para crianças, pode facilmente mudar toda a sua família para Paleo. Começando com seus pais e seus filhos, você sabe o que deixá-los comer. Consiga um bom livro de receitas paleo e surpreenda sua família com refeições extraordinariamente deliciosas e saudáveis.

Alimentos na área cinza

A dieta Paleo se concentra não apenas em evitar alimentos que irritam os intestinos, mas também em prevenir a resistência à insulina e desequilíbrios hormonais. Mas há alguns alimentos que ficam entre o "deve ou não deve", e são chamados de alimentos na área cinza. Na verdade, é bastante controverso se eles são seguros ou não. É você quem deve escolher se deseja incluí-los em sua dieta ou não.

Muitos especialistas em Paleo sugerem que você corte esses alimentos de sua dieta Paleo por cerca de um mês ou dois, e então lentamente os coloque de volta, um de cada vez, para ver como você se sente.

Aqui estão os principais alimentos da área cinza;

- Nozes e sementes

Nozes e sementes contém uma pequena quantidade de substâncias irritantes para o intestino e anti-nutrientes. Você pode reduzir esses químicos ao deixá-las de molho na água.

- Solanáceas

Vegetais como pimentas, beringela, tomates e batatas contém pequenas quantidades de químicas tóxicas. Dependendo da capacidade de seu corpo, você pode ou não ser sensível a essas químicas. Uma opção melhor é comer a versão mais madura desses vegetais. Quando se trata de batatas, descascá-las reduz essas substâncias tóxicas.

- Ovos

Ovos podem ser um problema para algumas pessoas também. Uma substância química chamada de lisozima pode deixar seu intestino vazar substância para o intestino. De acordo com descobertas, a gema é a parte mais saudável do ovo. Isso não é estranho?

- Café

Você sabe que o café tem cafeína. O café e bebidas cafeinadas aumentam o hormônio cortisol no sangue. Esse hormônio é conhecido por ser um hormônio do estresse, normalmente produzido pelas glândulas supra-renais quando a mente ou corpo está sob estresse. Esse hormônio do estresse muda muitas atividades fisiológicas do corpo, o que a longo prazo pode resultar em diversas doenças. Hoje, estamos mais focados em reduzir o estresse, mas a cafeína pode fazer exatamente o oposto disso.

- Álcool
  O problema do álcool é a dose. Uma pequena quantidade de cerca de 6-12 oz ao dia ajuda a prevenir doenças do coração, enquanto mais do que isso pode resultar em ataques cardíacos e derrames. O álcool não é proibido na dieta Paleo. Mas, você deve prestar atenção na quantidade que ingere.

  Uma taça de vinho pode ser uma boa e saudável opção para acompanhar uma saborosa refeição Paleo. Mas não se engane com as saborosas cervejas, que contém malte e glúten.

Com todos os alimentos na área cinza, é melhor considerá-los culpados e evitá-los. Se você não puder evitar, reduza a quantidade e frequência com que os consome.

Ser Paleo trata-se de ter uma vida saudável, então por que ser enganado por sequer um de nossos desejos?

O Que Você Deve Comer

Carne	Peixes	Frutos do Mar
Aves	Robalo	Carangueijo
Peru	Salmão	Lagostim
Carne de	Halibute	Camarão
Porco	Cavalinha	Mariscos
Costela de	Sardinhas	Lagosta
Porco	Atum	Vieira
Bife	Cioba	Ostras
Vitela	Tubarão	
Bacon	Peixe-lua	
Porco	Peixe-espada	
Carne moída	Tilápia	
Bife de pasto	Truta	
Costeleta de	Picão-verde	
Cordeiro		
Camarão		
Lagosta		
Moluscos		
Salmão		
Carne de		
veado		
bifes		
Bufalo		
Bife		
Americano		
Bisão		

Costeletas de cordeiro Coelho Cabra Alce Emu Ganso Canguru Urso Carne Seca Ovos Javali Selvagem Rena Tartaruga Avestruz Faisão Codorna Vitela Magra Acém Cascavel		

Vegetais	Gorduras/óleos
Aspargos	Óleo de côco
Abacate	Óleo de azeite
Alcachofra	Óleo de Macadâmia
Couve-de-bruxelas	Óleo de abacate
Cenoura	
Espinafre	
Aipo	
Brócolis	
Abobrinha	
Repolho	
Pimentas (todas)	
Couve-flor	
Salsa	
Beringela	
Cebolinha	

Abóbora Moranga Inhame Batata-doce Beterraba	

Nozes	Frutas
Amêndoas	Maçã
Castanha de caju	Abacate
Avelã	Amora
Noz pecan	Mamão
Pinhão	Pêssego
Semente de abóbora	Ameixa
Semente de girasol	Manga
Macadâmia	Lichia
Noz	Mirtillo
	Uvas
	Limão
	Morangos
	Melancia
	Abacaxi
	Goiaba
	Lima

	Framboesa Melão Tangerina Figo Laranja Banana

O Que Você Não Deve Comer

Laticínios	Bebidas
Manteiga	Coca
Queijo	Sprite
Queijo Cottage	Pepsi
Laticínios desnatados	Mountain Dew etc.
Leite desnatado	Suco de maçã
Leite semi-desnatado	Suco de laranja
Leite integral	Suco de uva
Molhos com laticínios	Suco de morango
Cream cheese	Suco de maracujá
Leite em pó	Suco de carambola
Iogurte	Suco de manga
Pudins	Red Bull
	Monster
	Rockstar

Iogurte gelado Leite gelado Leite 2% de gordura Sorvete	Starbucks Refreshers Mountain Dew MDX Vault XS Energy Drink 5-Hour Energy

Grãos	Leguminosas	Outros
Cereais	Feijões pretos	Adoçantes artificiais
Pão	Feijões fava	Álcools
Muffins Ingleses	Grão de bico	Lanches
Torradas	Feijão carioca	Doces
Sanduíches	Feijão vermelho	Alimentos salgados
Biscoitos	Feijão branco	
Wheat Thins	Feijão azuki	
Crackers	Feijão Pinto	
Aveia	Feijão verde	
Creme de trigo	Vagens	
Milho	Feijão fradinho (Black-eyed peas, e sim, evite a banda também)	
Xarope de milho	Ervilha torta	
Xarope de milho com	Amendoim	
	Manteiga de amendoim	

alta frutose Trigo Panquecas Batata rosti Cerveja (e o mundo se lamentou) Massas Fettuccini Lasanha	Miso Lentilhas Tremoço Mesquite Soja Todos os produtos de soja e derivados Tofu Outros feijões.	

Plano Alimentar Paleo

Como em planos alimentares normais, um plano de dieta Paleo consiste em 3 refeições principais e 2 lanches. Mas todas as refeições e lanches devem ser Paleo. Não é necessário que você coma todas as cinco vezes. Ajuste isso de uma maneira confortável para você.

Aqui vai um plano alimentar Paleo simples.

Café da manhã: Ovos mexidos com salmão defumado

Lanche 01: 3-4 fatias de mamão

Almoço: Salada de frango assado, cranberries passas, nozes-pecan, fatias de maçã e vinagrete.

Lanche 02: Um punhado de nozes ou trail mix

Jantar: Espetinhos de abacaxi com presunto e tomates assados no forno.

Vagens ao estilo Chinês.

Ingredientes:

- 250 gm de bacon magro, em pedaços
- 400 gm de vagens de feijão, corte diagonalmente na linha
- 1 cebola picada
- 1 dentro de alho, picado
- 2 colheres de sopa de azeite
- 2 colheres de sopa de molho de soja

Modo de preparo:

1. Cozinhe as vagens no vapor até ficar macio.
2. Frite as cebolas e alho no azeite, adicione o bacon e cozinhe até ficar levemente dourado.
3. Devolva as vagens à panela.

4. Adicione a mistura de bacon e molho de soja, aqueça mexendo gentilmente a panela.

Fritada de Frango & Pimentão em alface americana.

Ingredientes:

- 500 gm de peito de frango em tiras
- 3 pimentões amarelos, sem sementes e cortados em tiras
- 1 cebola picada
- 1 colher de sopa de azeite
- 1 colher de chá de casca de laranja
- ½ xícara de suco de laranja
- 3 dentes de alho, picados
- 1 colher de chá de gengibre, picado
- 1 xícara de amêndoas, picadas grosseiramente
- ½ xícara de cebolinha, picada
- 8-10 folhas de alface americana

Modo de preparo:

1. Emu ma panela, aqueça o azeite, adicione o frango e cozinhe por 2-3 minutos.
2. Adicione os pimentos, a cebola e cozinhe por mais 2-3 minutos.
3. Remova a mistura da panela e reserve.
4. Adicione o suco de laranja à panela e cozinhe por 3 minutos para ferver.
5. Adicione o gengibre, o alho e cozinhe por mais 1 minuto.
6. Devolva a mistura de frango e pimentão à panela
7. Misture as cascas de laranja, amêndoas e cebolinha
8. Frite mexendo com as alfaces.

Kebabs de Fruta.

Ingredientes:

- 1 maçã vermelha em pedaços
- ½ abacaxi em pedaços

- 200 gm morangos lavados
- Suco de ½ limão
- 2 mangas em pedaços
- 1 xícara de iogurte desnatado

Modo de preparo:

1. Passe as maçãs no suco de limão.
2. Coloque os abacaxis, maçãs, mangas e morangos em palitos de churrasco.
3. Mergulhe no iogurte e sirva.

Frango com Abacate

Ingredientes:

- 1 peito de frango, grande
- 1 xícara de caldo de galinha
- 1 tomate grande picado
- 1 colher de sopa de molho de tomate
- 1 Jalepeños, sem sementes e em cubos
- 1 cebola picada
- 1 cenoura grande, desfiada
- 1 punhado de folhas de coentro, picadas
- 2 colheres de sopa de azeite
- 2 dentes de alho, picados
- ½ colher de chá de pó chili
- ½ colher de chá de cominho
- Sal & Pimenta
- 2 acabates
- 1 xícara de água

Modo de preparo:

1. Em uma panela aqueça o azeite.
2. Adicione cebolas, alho
3. Adicione ¼ da xícara de caldo de galinha
4. Adicione sal e pimenta
5. Então, adicione o peito de frango e os demais ingredientes (exceto o acabate e coentro)
6. Adicione água suficiente para cobrir o peito de frango
7. Adicione sal & pimenta se necessário
8. Deixe cozinhar em fogo baixo por cerca de 30 minutos
9. Quando o frango estiver bem cozido, desfie
10. Cubra com fatias de abate e folhas frescas de coentro picado

Bolo de carne

Ingredientes:

- 250 gm de carne cozida e moída
- 1 cebola grande, picada
- 1 dente de alho, picado
- 1 colher aipo, picado
- ½ colher de chá de orégano
- ½ colher de ervas mistas
- 1 ovo
- 2 colheres de sopa de azeite
- Sal e Pimenta

Modo de preparo:

1. Misture a carne moída, cebola, alho, aipo, ovo, oregano e ervas.
2. Misture bem, com sal e pimenta à vontade.
3. Faça bolinhas.

4. Na panela, aqueça o óleo de azeite e adicione as bolinhas até ficarem marrom-douradas.

Molho de cogumelos

Ingredientes:

- 2 colheres de sopa de manteiga.
- 50 gm de cogumelos
- 1 tomate
- ½ colher de sopa de aipo picado
- 1 colher de chá de molho de soja
- 1 colher de sopa de vinagre
- ½ xícara de água
- Sal, Pimenta

Modo de preparo:

1. Em uma panela, aqueça a manteiga
2. Adicione os cogumelos picados, cozinhe até ficarem macios
3. Adicione água, tomates sem pele picados, vinagre

4. Adicione o molho de soja e mecha até que o molho engrosse
5. Adicione o aipo, pimenta e sal.
6. Derrame sobre os bolos de carne.